AF403749

NOS PLANTES

PETIT ESSAI DE CRITIQUE THÉRAPEUTIQUE

PAR

Le Docteur A. HENNETON

de Mortagne-du-Nord

LILLE

IMPRIMERIE & LIBRAIRIE CAMILLE ROBBE, ÉDITEUR

209, Rue Léon-Gambetta, 209

1898

NOS PLANTES

PETIT ESSAI DE CRITIQUE THÉRAPEUTIQUE

PAR

Le Docteur A. HENNETON

de Mortagne-du-Nord

NOS PLANTES

PETIT ESSAI DE CRITIQUE THÉRAPEUTIQUE

> *« Ne pigeat ex plebeis sciscitari,*
> *si quid ad curationem utile. »*
>
> (Hippocrate).

L'étude du règne végétal n'est pas seulement une source de jouissances positives pour le naturaliste, elle procure encore au médecin d'immenses avantages ; on peut même affirmer que l'art de guérir ne saurait vivre sans elle. Les substances minérales, quelque nombreuses et variées qu'elles paraissent, ne suffisent pas pour remplir toutes les indications que présente l'état morbide ; et, d'ailleurs, plus jeunes, pour ainsi dire, plus compliquées et peut-être plus altérables que les remèdes végétaux, elles n'ont jamais possédé toute la confiance du thérapeutiste.

Mais, si l'on s'accorde généralement à reconnaître la nécessité des remèdes végétaux, on délaisse trop souvent les plantes de notre pays pour les produits exotiques, que le mercantilisme et la réclame nous apportent sans relâche ; ou bien, imbus de cette idée erronée que les propriétés d'un végétal résident entièrement dans un principe dit principe actif, alcaloïde ou glucoside, etc., etc., la plupart des médecins se bornent à administrer cette substance « essentielle et fondamentale » en rejetant les autres éléments, eau, matières salines, etc., avec lesquels ce principe est associé.

Quant aux plantes indigènes dans lesquelles on n'a encore découvert aucun « principe » actif, et qui, pourtant, sont douées de propriétés évidentes, on les emploie presque toujours à l'état d'extraits alcooliques ou de teintures, préparations de laboratoire trop souvent inertes ou inefficaces.

C'est contre ce *modus agendi* que, fort de l'expérience de mon père et des résultats de ma pratique personnelle, je me propose de m'élever, d'abord dans cette petite étude générale préliminaire, et, plus tard, dans un ouvrage où j'exposerai complètement les résultats de mes recherches particulières sur « la médication par les sucs végétaux. » En résumé, j'affirme, d'une part, la supériorité *presque constante* de nos plantes indigènes sur les végétaux étrangers, au point de vue thérapeutique ; et, d'autre part, la nécessité absolue de les employer à l'état frais, ou soigneusement desséchées, avec tous leurs éléments, mais, autant que possible, en dehors de toute intervention chimique.

I

Au siècle dernier, les praticiens les plus célèbres soumettaient les plantes indigènes à une expérimentation incessante et rigoureuse. De Haen, Haller, Geoffroy, Garidel, Hoffmann et bien d'autres consignaient dans des traités spéciaux, ou dans des recueils périodiques, les résultats de leurs recherches. Les sociétés savantes réservaient leurs plus belles récompenses aux praticiens méritants qui s'efforçaient de découvrir, sur les rochers escarpés, au fond des vallées ombreuses, ou dans les luxuriantes forêts, un adoucissement aux maux de leurs semblables. On croyait volontiers, à cette époque, que la nature produit partout en abondance les choses utiles à l'homme bien portant ou malade, et que la valeur d'un remède n'est pas rigoureusement proportionnelle « à son prix ni à l'éloignement de sa mère-patrie » (Munaret). Dans les traités de botanique de De Candolle, de Jussieu, de Linné, on retrouve, à chaque page, l'exposé fidèle des propriétés des plantes médicinales. La même préoccupation se remarque dans les ouvrages publiés de 1800 à 1844. Les cliniciens les plus consommés, Chomel, Briquet, Gendrin, Guersant, Bretonneau, etc., ne dédaignent pas, dans leur pratique, les végétaux les plus usuels. Cette brillante pléiade de la plus brillante époque médicale emploie largement *les simples*, et l'un de ces éminents médecins écrit avec bonheur qu'il « se sent plus fort parce qu'il herborise dans ses moments de loisir. »

Depuis un demi-siècle, un grand nombre de plantes indigènes ont successivement disparu de la matière médicale ; aujourd'hui, à l'exception de quelques espèces très actives (belladone, ciguë, digitale, stramoine, etc.), on se contente de les faire entrer comme véhicules dans les potions, en remplacement de l'eau distillée ou de les employer comme correctifs et edulcorants.

L'oubli immérité dans lequel ces remèdes sont tombés peut être attribué à plusieurs causes. C'est, d'abord, la difficulté que l'on éprouve, dans les grandes villes, à se procurer des végétaux frais, bien récoltés et, par conséquent, efficaces. Cette difficulté n'est pas contestable, mais elle disparaîtrait le jour où, recueillant *lui-même* les plantes, le pharmacien en préparerait des extraits avec les sucs *simplement épaissis*, et éviterait soigneusement toute opération chimique capable de les altérer.

D'autre part, il faut reconnaître que la botanique médicale, et surtout l'étude des espèces locales, ont été, jusqu'à ces dernières années, beaucoup trop négligées par l'enseignement professionnel. Ce n'est pas dans un amphithéâtre d'école, ni même dans un jardin spécial, où l'on peut à peine examiner les végétaux que cette étude devrait être faite ; c'est à la campagne, *in situ*, près des *stations*, où les sujets étalent librement leurs formes et leurs parures. En un mot, il faudrait herboriser. Espérons que les facultés des sciences, qui préludent aujourd'hui à l'enseignement médical (certificat d'études physiques, chimiques et naturelles), sauront inculquer aux jeunes gens la connaissance *pratique* de nos précieux végétaux, par des *excursions* fréquentes et profitables.

Enfin, comme l'a dit Montalcon : « les hommes qui appartiennent aux premières classes de la société ont sur les propriétés des médicaments des préjugés extraordinaires ; ils aiment la multiplicité des remèdes, ils prennent pour de grandes vertus la singularité de leurs noms, leur rareté et surtout leur prix élevé. » (Du Savoir Faire). J'ai eu bien souvent l'occasion de vérifier cette remarque d'un grand médecin presque contemporain.

Ainsi s'expliquent tout à la fois l'envahissement progressif de la thérapeutique par les végétaux étrangers, et la multiplicité des substances chimiques actuellement employées contre la maladie.

II

Il importe d'examiner si ces différents moyens sont plus puissants que nos plantes indigènes, et si celles-ci doivent définitivement leur céder la place.

D'abord, il est de toute évidence que les végétaux exotiques ne peuvent jamais être employés à l'état frais ; l'éloignement de leur patrie s'y oppose. C'est là, à mes yeux, une première cause d'infériorité relative pour les remèdes. Mais admettons que les feuilles, les tiges, les racines de ces plantes, récoltées avec soin et *hor momento*, convenablement desséchées, en renferment toutes les propriétés : avons-nous la certitude qu'elles arriveront jusqu'à nous, indemnes de toute altération ? De longs voyages, un séjour parfois interminable dans les magasins, dans les drogueries, et les manipulations réitérées qu'elles ont à subir, suffisent pour diminuer leurs vertus. En outre, il faut compter avec les falsifications nombreuses dont ces substances sont l'objet. Il y a trente ans, la France consommait déjà vingt fois plus d'ipéca que l'Amérique n'en pouvait produire ; et Gilibert, de Neufchâtel, disait que certains articles quadruplaient de masse en passant par Marseille. Depuis lors, le progrès a marché ; la cupidité n'a pu rester en retard.

Prenons pour exemples deux produits très répandus, la salsepareille et le quinquina. Pour le premier, Chevalier, dont la compétence était indiscutable, affirmait n'avoir jamais rencontré deux analyses absolument concordantes ; à fortiori, est-il impossible de distinguer, de prime abord, la bonne qualité de la mauvaise, et la conclusion est-elle facile à tirer : il existe, pour cette plante, de nombreuses sophistications.

Quant au quinquina, tous les réactifs qui servent à en reconnaître la composition, se comporte vis-à-vis du tannin comme en présence de cette écorce elle-même. Dès lors, on devrait effectuer le dosage de la quinine ; mais cette opération, longue et dispendieuse, impraticable pour beaucoup de médecins, ne tient pas compte des autres éléments du quinquina. Aussi, malgré la diversité d'aspects que présentent ces produits du Nouveau-Monde, a-t-on rarement recours à l'analyse chimique avant de les mettre en usage.

Ainsi, il est incontestable que les végétaux exotiques sont exposés à des altérations profondes, naturelles et artificielles ; et un examen très attentif peut laisser l'observateur le plus compétent dans une incertitude fâcheuse à cet égard. En est-il de même pour les plantes indigènes ? Je le nie absolument.

Prenons la digitale : ses feuilles, fraîches, sont presque semblables à celles de la grande consoude, de la sauge sclarée, etc., etc. ; séchées, on les trouve mélangées aux feuilles de la conyze squarrheuse, du symphitum, etc. Mais nous avons vu naître et grandir ces différentes espèces, nous avons assisté à leur dessiccation graduelle, naturelle, à la fin de leur végétation ; nous reconnaîtrons donc toutes ces espèces, nous les distinguerons aisément les unes des autres, comme nous distinguons sans peine et, sans opération intellectuelle préalable, les personnes que nous avons l'occasion de rencontrer souvent, malgré la ressemblance parfois étonnante de leur physionomie.

On ne saurait trop le redire, dans cette science comme dans toutes les sciences expérimentales, la pratique l'emporte sur la théorie. Ainsi, j'ai vu un pharmacien très instruit accepter avec reconnaissance des racines fraîches de houx commun (Ilex), pour celles de petit-houx (Ruscus), racines qu'un herboriste, trompé par cette dénomination impropre, et croyant qu'il s'agissait du houx encore jeune, lui avait fournies avec une entière bonne foi. (Le petit-houx n'existe pas dans notre région). Si ce pharmacien eût vu le Ruscus antérieurement, au lieu d'en étudier les caractères dans un ouvrage descriptif, l'erreur eut été impossible. Dès lors, comment pourrions-nous reconnaître, d'une manière indubitable, des produits étrangers qu'on nous apporte en fragments desséchés ou vermoulus?

Voilà donc, pour nos plantes indigènes, deux avantages très appréciables : la fraîcheur et la pureté. Ajoutons-y : 1° l'abondance; 2° la facilité de la récolte; 3° la modicité du prix. Il suffit, semble-t-il, d'énoncer ces trois conditions, que nous trouvons là bien réalisées, pour en faire comprendre la valeur.

III

Nous voici arrivé à la partie la plus importante, mais aussi la plus difficile de notre tâche.

La chimie rend à la clinique des services considérables : c'est la chimie qui nous enseigne la composition normale du liquide de l'organisme, les modifications et les altérations que l'état morbide y produit; c'est elle qui nous fait toucher du doigt les moindres déviations des fonctions nutritives; qui analyse avec soin les humeurs pathologiques; c'est elle enfin qui nous a dotés d'un riche arsenal d'armes antiseptiques, présent inestimable, à l'aide duquel la chirurgie accomplit ses merveilles.

Mais la chimie a des prétentions plus élevées : elle aspire à la suprématie. Enivrée par ses découvertes, elle veut diriger toutes les opérations thérapeutiques, les autoriser ou les empêcher à son gré, en expliquer le mécanisme et en prévoir les résultats. Pour elle, la vie est une simple formule, et l'organisme n'est plus qu'un laboratoire ; elle a sous la main ses armes toujours prêtes, ses *réactifs* : elle saura réprimer le moindre trouble survenu dans le fonctionnement des rouages physiologiques. Gardons-nous bien de nous défendre ou d'entamer l'action sans l'aide de cette puissance ; attendons son signal, sinon, nous marchons à une défaite certaine.

Il est temps de montrer à cette orgueilleuse qu'elle se trompe, que toutes nos ressources n'émanent pas d'elle, et que, bien souvent, son appui nous est inutile.

La composition chimique des végétaux est aujourd'hui presqu'entièrement connue. Les uns, et c'est le plus grand nombre, ne contiennent que des éléments dépourvus, en apparence, d'activité physiologique, et communs à la plupart des plantes : eau, sels de potasse ou de soude, chlorophylle gomme, sucre, albumine, pectine, etc., etc. ; d'autres renferment, en assez grande proportion, des substances qui, dans une certaine mesure, leur communiquent des propriétés *curatives*, mais non *spéciales* : tannin, fer, soufre, etc. Quelques-unes, enfin, possèdent des *principes* particuliers, nettement définis, essences, alcaloïdes, glucosides, etc., auxquels on attribue généralement tous les effets de la plante elle-même, et que l'analyse extrait isolément pour le thérapeutiste. C'est ainsi qu'on obtient l'aconitine, la digitaline, l'hyosciamine, la daturine, l'hélénine, la spartéine, la salicine, etc., etc.

Or, c'est par l'analyse seule que la chimie veut assigner aux végétaux leurs vertus médicales, et c'est vis-à-vis de cette prétention excessive que j'exprime *de formelles* réserves.

J'ai constaté maintes fois, comme la plupart des médecins, que le quinquina, par exemple, commence son action quand le sulfate de quinine est frappé d'impuissance. De même, j'ai vu la digitale faire cesser des troubles asystoliques que la digitaline *cristallisée* n'avait pu faire disparaître; il est vrai que je connaissais ma digitale.

Au moment où j'écris ces lignes, j'observe un cas de tic douloureux de la face qui s'amende notablement sous l'influence de l'alcoolature de racines d'aconit (administrée depuis quatre jours), après avoir résisté pendant plus de trois semaines à l'aconitine cristallisée *de provenance sûre*. Celle-ci n'a manifesté son activité que par des symptômes légers d'intoxication. — Au moyen de la racine d'iris, j'ai obtenu la guérison rapide de plusieurs ictères simples. L'iridine m'a toujours paru inefficace. — La lobelie enflée a fourni, à des observateurs consciencieux, d'excellents résultats dans l'asthme essentiel; la lobeline ne leur a jamais fait enregistrer un succès (*Philad. med. and. Gazette*, 1891).

Chacun sait d'ailleurs que Trousseau, partisan convaincu de l'administration des alcaloïdes par la méthode endermique, préférait néanmoins l'extrait d'opium à la morphine dans les cas de névralgie faciale très intense.

On m'objectera peut-être que les alcaloïdes sont souvent impurs ou inégalement répartis dans les granules, forme sous laquelle ils sont d'ordinaire administrés; que ces granules parfois mal préparés, trop résistants, peuvent traverser les voies digestives sans subir aucune altération, etc., etc. Je ferai remarquer que, dans les observations relatées ci-dessus, la digitaline était employée en solution, et que l'auteur de l'article du *Philad. med. and. Gazette* se servait de la lobélie en injections sous-cutanées. Du reste, je ne suis que trop convaincu de la fréquence des adultérations en matière d'alcaloïdes, de la difficulté et de l'irrégularité du dosage de ces infiniment petits. C'est là une raison peu scientifique, si l'on veut, mais très réelle, qui plaide encore en faveur de l'emploi des végétaux à l'état frais.

Si l'analyse chimique ne nous donne pas la clef des effets thérapeutiques que produisent des plantes aussi actives que les solanées vireuses, que la digitale, l'aconit, la ciguë, etc., etc., elle réussit encore moins à nous expliquer les vertus des végétaux dépourvus de principe nettement défini. Or, ceux-là sont les plus nombreux. Citons-en quelques-uns, pris au hasard. La saponaire est tonique, fondante et légèrement sudorifique ; on y trouve de la saponine, et, de prime abord, ce serait là l'élément essentiel de la plante ; mais on décèle aussi la saponine en abondance dans le mouron rouge, dans divers œillets, dans la pomme de terre ; et le mouron rouge, ou anagallis arvensis exerce sur l'économie une action précisément opposée à celle de la saponaire. Pourquoi ces végétaux ont-ils des effets si différents ?

— L'ortie est évidemment antihémorrhagique ; cette propriété ne lui est pas contestée Or, le suc d'ortie contient des sels de chaux et de soude, de l'oxyde de fer, et à peine quelques traces de tannin. D'où lui vient sa vertu hémostatique ?

— La bourrache est avant tout sudorifique ; pourtant,

elle renferme une quantité notable d'acétate et de nitrate de potasse, sels qui agissent d'ordinaire comme diurétiques. A quoi attribuer cette anomalie?

— L'achillée est emménagogue et excitante par sa racine fraîchement employée, tempérante et émolliente par sa tige sèche. Quelle est la raison de cette diversité d'effets, le produit spécial appelé achilleine, extrait complexe, se trouvant dans toutes les parties de cette plante?

— Le pavot douteux et le coquelicot ne contiennent pas de morphine (Dorvault). Or, je puis affirmer, par expérience, qu'ils sont tous deux soporifiques.

— Les crucifères doivent toujours être employées à l'état frais ; la dessiccation leur fait perdre l'huile volatile âcre qui, avec le soufre, leur communique des propriétés antiscorbutiques (Cazin). Comment expliquer, s'il en est ainsi, ce fait indéniable, que *la poudre de leurs racines*, en présence de l'eau, devient rubéfiante, caustique et vésicante?

— L'arenaria rubra est diurétique et calmante. Or, par sa composition, elle ne diffère pas des autres sablines, *dont les propriétés paraissent nulles.*

Je pourrai multiplier les exemples ; mais c'en est assez, je crois, pour prouver que les vertus des plantes ne se rapportent pas d'une manière constante à leur composition chimique. Sachons donc nous contenter de l'observation, et ne procédons pas ici par la méthode déductive, qui n'est pas celle des sciences expérimentales.

IV

Nous venons de constater que les plantes indigènes se présentent à nous dans les conditions les plus favorables, et qu'elles doivent être employées dans leur intégralité et dans leur état naturel. Il nous reste à passer en revue, d'une manière très succincte, leurs effets les plus appréciables, en les mettant en parallèle avec les végétaux exotiques (1).

Je ne fais que mentionner les *émollients ou adoucissants*, quoique très nombreux dans notre flore. Nul ne songe à contester cette propriété à la mauve, à l'alcée, à la guimauve, au tussilage, à l'orge, au lin commun, au mélilot, au bouillon blanc, etc. ; et, jusqu'ici, les plantes étrangères, dédaignant sans doute un poste de faible importance, n'ont pas envahi ce domaine paisible. La plupart de ces espèces sont en même temps diurétiques ; je me borne à citer la pariétaire, la douce amère avant sa fructification, l'aigremoine, le chiendent, diurétique par ses feuilles *et non par ses racines, comme on le croit d'ordinaire ;* l'avoine l'est aussi par ses semences. Quelques émollients sont en outre un peu sédatifs ; telles sont la laitue cultivée, la douce-amère, le grémil officinal, la cynoglosse, que l'on continue d'associer à l'opium dans les pilules qui portent ce nom, et qui est bien certainement narcotique, quoiqu'on en dise.

Les astringents les plus énergiques ont toujours appartenu au règne végétal ; aussi ce groupe de remèdes est-il considérable, tant dans la matière médicale exotique, que parmi nos plantes indigènes. Il est, du reste, aisé de comprendre que les maladies justiciables de l'*astriction* (Broussais) présentant une gravité particulière, le méde-

---

(1) J'éviterai, autant que possible, la termino'ogie latine, peu compréhensible pour les personnes étrangères à la botanique, et sujette à varier, suivant les auteurs.

cin ait cherché, de tout temps, à accroître le nombre et la puissance de ces armes précieuses. Sous ce rapport, notre flore n'a rien à envier aux pays étrangers. Si ceux-ci ont le cachou, nous avons le tannin ; s'ils ont la ratanhia, nous avons la bistorte, qui la remplace avantageusement. La monesia, la gomme-kino, le sang-dragon, le paullinia ne sauraient faire oublier le noyer, l'écorce d'orme, l'airelle, la capselle, l'argentine, etc , etc., que nous rencontrons à chaque pas. L'ortie commune est douée de propriétés hémostatiques qu'aucun produit exotique ne possède à un pareil degré. Il en est de même pour la scabieuse succise, trop peu connue en thérapeutique, et dont je décrirai les effets dans un travail prochain « *Dum fata sinerent.* » J'oubliais la rose de Provins ; cette rose agit surtout par le *quercitrin* qu'elle renferme (Chevreul). Or, le quercitrin est, paraît-il, *identique* à la rutine, substance *éméto-purgative.* Comprenne qui pourra ce mystérieux dualisme du même corps. Mentionnons aussi comme astringent spécial la millefeuille, que je préfère à l'hamamelis pour combattre les ectasies veineuses.

La médication tonique touche de près à celle que nous venons d'étudier. En fait, beaucoup d'astringents sont eu même temps reconstituants, névrosthéniques, ou amers. Plusieurs sont, en outre, fébrifuges. Sous tous ces rapports, la supériorité des végétaux exotiques paraît incontestable : quinquina, quassia, simarouba, colombo, angusture vraie, etc. ; kola, coca, maté (ces trois derniers produits sont aussi rangés dans les excitants), voilà de quoi décourager le plus zélé propagateur des végétaux indigènes. Sans nier l'évidente efficacité de ces précieux moyens de guérison, qu'il me soit permis de rappeler que nous possédons la gentiane, le saule blanc, le menyanthe, la centaurée, la germandrée, la chausse-trappe, le houblon, le houx commun, le benoite. Sans doute, la comparaison est ici peu avantageuse pour nos plantes ; mais le besoin des toniques puissants, des fébrifuges énergiques, se fait bien moins sentir chez nous ; et, en procurant aux Brésiliens la racine qui calme les entrailles irritées, aux Groënlandais scorbutiques le précieux cochlearia, aux habitants des tropiques le bois qui guérit la fièvre, la nature n'a pas épuisé ses largesses ; elle ne s'est pas montrée plus avare pour nous que pour nos frères ; elle nous a moins donné, parce qu'il nous fallait moins. D'ailleurs, nos légers toniques valant bien le Danaïs, le Turnera, le Doundaké, le Quebracho, et autres nouveautés qui viennent de franchir les mers.

Nous nous relevons bientôt de cette petite défaite, grâce aux *excitants* nombreux dont nous disposons. L'anis, l'angélique, les menthes, le thym, le basilic, la sauge, la mélisse, le lierre terrestre, l'hysope, la marrube se multiplient sous nos pas, pour ranimer nos fonctions languissantes, réchauffer nos organes, stimuler nos nerfs affaiblis et réjouir notre palais. Ne craignons pas d'en user tous les jours : ces essences bienfaisantes ne nous feront pas regretter plus tard notre prédilection pour elles, comme les boissons ambrées que l'Orient nous procure et dont l'arôme enivrant nous séduit.

La plupart des excitants indigènes possèdent des propriétés spéciales, et agissent plus particulièrement sur telle ou telle fonction de l'économie. Ainsi la menthe, l'absinthe, l'anis, l'angélique, la camomille s'adressent à notre système digestif ; le marrube, l'hysope, le lierre terrestre, le millepertuis, etc., à nos organes respiratoires ; le thim, la mélisse, le serpolet, le clinopode, etc., stimulent tout à la fois le cœur et l'estomac débilités ou paresseux. Mais il est temps de cesser cette énumération déjà trop longue. Pourrions-nous envier aux contrées d'outre-mer leur cannelle, leur écorce de Winter, leur cascarille, leur gingembre, leur piment, etc. ? Ne sommes-nous pas assez riches ?

Les déchets de la nutrition ne s'accumulent pas dans l'économie : ils sont constamment éliminés par plusieurs émonctoires.

Un des principaux est l'appareil urinaire, dont le fonctionnement normal est indispensable à la vie. De là, la nécessité des diurétiques, qui, en traversant le rein, l'obligent à un travail plus régulier et plus soutenu. Sous ce rapport, nos végétaux ne failliront pas à leur tâche. Laissons aux étrangers le Cainça, le Chanore du Canada, le Damiana, l'Orthosyphon Javanais, le Pichy, le quelebracho et la Sarracénie. Recueillons l'âche, l'asperge, l'érigeron du Canada, aujourd'hui très abondant dans notre région et d'une efficacité incontestable. Employons largement la sabline rouge, les gaillets, les feuilles de frêne, la bugrane, la racine de taraxacum, de fraisier, la prèle. Chose remarquable, la plupart de ces plantes contiennent du tannin, c'est-à-dire un principe *astringent*, théoriquement contraire à la diurèse. Un peu décontenancée par cette remarque embarrassante, la chimie répond que le tannin augmente la sécrétion urinaire en diminuant la sécrétion sudorale. Rusé tannin ! C'est ainsi qu'il ferait parfois disparaître l'enflure des albuminuriques. Hypothèse inadmissible : ne sait-on pas que l'albuminurie a précisément pour symptôme précoce la suppression de la transpiration ? D'ailleurs, le tannin, administré *isolément* à l'homme bien portant, ne provoque

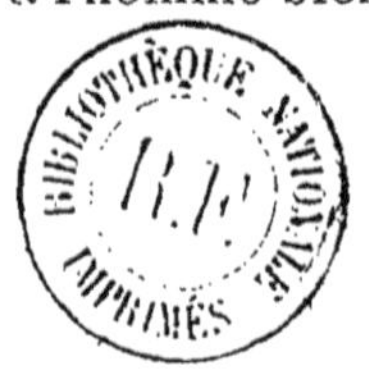

pas la diurèse. Encore une fois, bornons-nous à la constatation des faits, et gardons-nous d'en donner une explication spécieuse.

Suivant le conseil de Cazin, j'ai expérimenté les cendres de génévrier, d'absinthe et de genêt, en infusion dans le vin blanc. Les résultats m'ont paru hors de proportion avec les nombreuses manipulations que ces moyens nécessitent

Du rein au cœur, la transition paraîtra peut-être un peu brusque ; vue de plus près, elle n'offre rien que de naturel. Il existe, entre ces deux organes, une étroite corrélation, et presque tous les toniques du cœur accroissent la dépuration urinaire. Au premier rang brille la digitale pourprée, qui est bien nôtre, mais qui perd toute son activité si *sa culture* et *sa récolte* ne sont pas entourées de soins particuliers. Aussi, dans la majorité des cas, la digitale de nos jardins est-elle d'une inertie complète. C'est sur les coteaux boisés, sur les terrains secs et pierreux, que cette plante acquiert ses précieuses vertus ; si l'on veut s'en procurer par la culture, il faut se rapprocher le plus possible des conditions précédentes, auxquelles elle tient beaucoup.

En se conformant à ces préceptes ; en administrant à doses modérées cet héroïque remède, sous forme de *poudre* ou *mieux encore d'infusion de feuilles fraîchement pulvérisées ;* en s'arrêtant à la première menace de révolte digestive, l'on n'aura presque jamais besoin de recourir aux toni-cardiaques étrangers, apocynum, strophantus, cactus à grandes fleurs, etc., etc. ; ni même aux succédanés indigènes, convallaria, adonis vernalis, ginista scoparia, que j'ai tous essayés, avec des résultats variables ; par exception, je recommande les alcaloïdes de ces dernières plantes, en injections sous-cutanées.

Si les toniques et les stimulants ont excité chez nous la soif, si la digitale nous laisse trop longtemps sa saveur amère et désagréable, prenons, comme *tempérant* et rafraîchissant, un peu de suc de reinette dans un verre d'eau pure ; laissons aux riches le citron, que notre verger ne produit pas, et qui perdrait toute sa valeur, s'il pendait aux branches de nos arbres fruitiers.

L'appareil urinaire n'est pas le seul qui purifie notre sang des matièrcs excrémentitielles, accumulées par la désassimilation, ou par l'oxydation imparfaite des substances nutritives : la peau est la muqueuse intestinale, et avec celle-ci, le système biliaire, effectuent le même travail. Aussi est-il indispensable quo ces divers émonctoires fonctionnent d'une manière régulière et constante.

Les sudorifiques assurent la sécrétion cutanée ; les évacuants et les cholagogues viennent en aide au curage gastro-intestinal. Parmi les sudorifiques, rangeons le sureau, l'orme pyramidal, la bourrache et la buglosse, la canne de Provence, le chèvrefeuille, espèces indigènes qui n'ont rien à envier au gayac, à la squine, à la salsepareille, au sassafras, etc., etc , que l'Orient nous offre en échange de notre or. Rappelons-nous aussi que la sauge, cette vulgaire labiée, peut les remplacer toutes. D'ailleurs, la plupart des plantes aromatiques de notre pays jouissent dc propriétés analogues.

La médication évacuante n'est pas moins bien représentée dans notre flore.

Avec la racine de patience, qui est vomitive à la dose de quatre grammes ; avec la racine d'asarum ; avec notre polygala vulgaris, et l'humble violette qui sait joindre pour nous l'utile à l'agréable, nous pouvons défier l'ipéca, le guaco, le phytolacca, l'herbe du Paraguay, le polygala de Virginie naguère si vanté. Ces dernières plantes n'ont aucun avantage sur les nôtres, quand il s'agit d'expulser de notre estomac, ou de notre poitrine, les impuretés qui les obstruent. Si, par hasard, nous avions besoin d'une intervention rapide, s'il fallait au plus tôt nous faire rejeter une matière toxique ou vénéneuse, nous trouverions dans la moutarde blanche, pulvérisée et infusée à petites doses, un moyen aussi sûr qu'énergique. Les Anglais, gens pratiques, n'en connaissent pour ainsi dire pas d'autre.

S'agit-il de débarrasser notre tube intestinal, aux multiples circonvolutions ? Etendons la main, et nous rencontrerons aussitôt le buis, dont les feuilles toujours vertes nous offrent constamment leurs propriétés minoratives. Nous trouverons sans peine et sans frais le gracieux liseron, la mercuriale annuelle, le lierre, le lin cathartique, l'écorce d'hièble, les fleurs de pêchers, la gratiole (ou herbe du pauvre homme). Notre rhubarbe culinaire remplacera ses congénères de Chine, de Moscovie, de Tartarie, si nous avons soin de la prendre à doses un peu plus fortes. La bryone aux monstrueuses racines nous fera oublier le jalap et la scammonée ; la bourgène et le nerprun nous empêcheront de regretter le baptisin, la véronique de Virginie et même la cascara sagrada, utile pourtant quand elle est pure. J'en passe, et des meilleurs.

Si nos précieux végétaux croissaient hors de l'Europ·, leur valeur serait inestimable. N'avons-nous pas assisté, il y a quelques mois, à une véritable explosion d'enthousiasme pour l'ailanthe, ou vernis du Japon ? commune dans nos jardins d'agrément, et employée jadis par Cazin et Dubois, mais oubliée après eux, l'ailanthe redevient célèbre depuis qu'un Allemand a vanté ses effets merveilleux, *constatés en Amérique !*

La plupart des plantes purgatives sont en même temps cholagogues, c'est-à-dire qu'elles accélèrent le cours de la bile et entretiennent la perméabilité des canaux biliaires. Mais quelques-unes d'entr'elles paraissent exercer dans ce sens une action plus spéciale. Tel est l'aloès, employé contre l'ictère depuis un temps immémorial ; tels sont les turbith, le jalap, la scammonée, le podophyllum, qui sont tout à la fois drastiques et cholagogues. Ajoutons y le jatropha curcas, la leptandra, le juglans cinerea et le pharbitis-nil qui viennent de débarquer sur notre continent. Nous opposerons avec succès, à tous ces étrangers, notre collection si bien fournie d'euphorbes, de racines d'iris (auxquelles je donne la préférence, pour ma part). Le fusain, la globulaire, le nerprun, la soldanelle nous rendront aussi de grands services, sans autre inconvénient que la peine de les recueillir.

Si quelques parasites… internes…, rebelles aux sommations des évacuants, persistaient à manger à notre table, en absorbant avant nous nos sucs digestifs, nous laisserions aux sujets du roi Ménélik le kousso, la musenna, la kamala et la noix d'arec. Il faut être riche pour s'offrir un tœnia, disait un honnête gascon, en parlant de ces sortes de remèdes. Une promenade charmante nous ferait rencontrer la fougère mâle, aussi énergique et bien moins coûteuse ; nous nous la priverions à regret de ses frondes verdoyantes et élancées, et son rhizôme, bien préparé, nous aiderait à congédier un hôte aussi incommode qu'insatiable.

Pline l'Ancien a dit quelque part que « plusieurs petits ennemis sont parfois plus dangereux qu'un seul grand. » Il faut le croire, assure Lafontaine. Ces petits ennemis portent le nom d'ascaride ou d'oxyures, suivant l'habitat qu'ils se concèdent dans nos domaines intimes, en s'arrogeant, en outre, le droit d'y vivre à nos dépens. Nous expulserons au plus vite des commensaux si indiscrets. Le semen-contra, la spigélie du Maryland et l'andira inermis ne croissent pas dans nos champs. Nous trouverons sous nos pas l'ail, l'absinthe, l'armoise commune, la tanaisie, l'aurone ; au besoin, nous aurons recours aux labiées, dont les sucs légèrement caustiques font lâcher prise aux plus obstinés (ballotte fétide, menthe poivrée).

Nous venons d'éliminer de nos principaux organes les substances nocives qui tendaient à s'y accumuler et à entraver leur fonctionnement. Mais notre œuvre d'assainissement n'est pas achevée : en dépit de nos soins, ces matériaux délétères, ces *humeurs peccantes* se sont répandus au sein même de notre être, empoisonnent nos sources vitales, et changent notre sang en une sève corrompue, qui, par d'innombrables canaux, infecte de proche en proche la trame de nos tissus les plus précieux. Bientôt, si nous n'y prenons garde, des altérations graves se manifesteront sur nos téguments, et l'œil le moins exercé lira sur notre physionomie le trouble profond de nos humeurs organiques : éruptions, intumescences, ulcérations, apparaîtront comme signes visibles de la chose invisible.

Quelle que soit, en effet, la cause prochaine de *l'infection*, c'est-à-dire de l'intoxication sanguine ; que le poison soit versé dans l'économie par un héritage funeste, par d'imprudents plaisirs, ou par un apport alimentaire nuisible : le revêtement externe, *la peau* devient aussitôt le siège de productions morbides de différente nature. Trop souvent, hélas! celles-ci laissent à leur suite des traces indélébiles, des stigmates accusateurs ou de hideuses infirmités.

Purifions donc notre sang, rendons-lui sans tarder sa richesse et sa vitalité. Ici encore, vouloir c'est pouvoir, grâce à l'activité indéniable de nos moyens *dépuratifs*.

Nos ancêtres avaient pour ces précieux remèdes une estime toute spéciale ; et leur confiance était rarement trompée. On ne voyait guère, à cette époque, un disciple d'Hippocrate s'armer — à son début — du terrible microscope, et inspecter avec une attention minutieuse les moindres replis de notre épiderme dans l'espoir d'y découvrir une cellule nouvelle ou d'ajouter un mot au langage dermatologique. Tel le jeune indien de la prairie, quand, brandissant son tomawack encore vierge, il parcourt les sentiers de la guerre, en observant à chaque pas les traces des ennemis, qui, sur ces entrefaites, ont envahi son campement. Nos pères, plus avisés, ne perdaient pas leur temps à rechercher sur le sol infesté une graine invisible : en sages laboureurs, ils s'empressaient d'amender le terrain.

Nous les imiterons, en administrant la douce-amère, la fumeterre, le houblon, la renouée ou persicaire amphibie, le noyer, le tussilage, le menyanthe ou trèfle aquatique, la patience crépue, la saponaire. La pensée sauvage et l'ancolie nous rendront aussi quelques services dans les affections cutanées infantiles. Avec ces plantes indigènes, nous pourrons défier l'araroba, le sassafras australien, la picramnie, le jacaranda et l'huile de chaulmoogra ; et nous n'aurons recours au Hoang-Nan qu'en cas de lèpre confirmée « ce dont Dieu nous préserve. »

Mais gardons-nous bien de faire de cette médication une panacée universelle : ne lui demandons que ce qu'elle peut donner. Quand M. Donizcnko croit guérir le cancer au moyen de la chélidoine, il est le jouet d'une illusion généreuse. La chélidoine, légèrement caustique, produit, sur le cancer, l'effet de quelques gouttes d'eau projetées sur des charbons ardents. Administrée à l'intérieur, elle agit comme drastique par son suc laiteux Au nombre des causes qui ont contribué à discréditer l'emploi thérapeutique des végétaux indigènes, il faut placer, en première ligne, les éloges excessifs que leur ont adressé quelques partisans trop fidèles J'ai expérimenté la chélidoine dans plusieurs cas de néoplasme malin ; j'ai aussi fait usage du thuya occidentalis, naturalisé dans nos jardins, et si vanté en pareille circonstance : les résultats ont été nuls.

V

Nous venons d'examiner rapidement les effets de nos plantes médicinales sur les principaux organes de l'économie. Pour compléter cette étude, il nous resterait à rechercher si ces substances exercent quelques actions physiologiques et thérapeutiques sur le système cérébro-spinal, régulateur souverain du sentiment et du mouvement, c'est-à-dire de la vie elle-même. Nous aurions donc à passer en revue : 1º toute la série des antispasmodiques, des sédatifs et des narcotiques, qui diminuent la motilité et l'excitabilité ; 2º le groupe bien plus restreint des tétaniques ou irritants musculaires. En d'autres termes, il faudrait maintenant apprendre à calmer la douleur, et, dans quelques cas, à rendre le mouvement aux muscles frappés d'inertie Champ immense ouvert à nos investigations, et où nos végétaux, hâtons-nous de le dire, ne failliront pas à leur antique renommée !

Depuis plusieurs années, je me suis attaché à accumu-

ler les matériaux indispensables, pour l'étude des cal-
mants indigènes. Grâce à une précieuse collaboration, et
à une expérimentation physiologique des plus variées,
mon but est bien près d'être atteint. Mais un travail aussi
long ne saurait trouver place dans cet opuscule, j'allais
dire dans cette causerie : il fera l'objet d'une publication
ultérieure.

Dans cet exposé succinct des propriétés de nos végétaux
indigènes ou acclimatés, je n'ai fait mention que des prin-
cipales espèces ; presque toutes ces plantes ont été autrefois soumises à des essais répétés, et, quoique tombées en
désuétude, ne sont pas inconnues de la matière médicale.

Mais il en est beaucoup d'autres qui n'ont jamais servi
à l'expérimentation thérapeutique, et dont le médecin n'a
jamais cherché à tirer profit. L'invasion des plantes étrangères et les progrès incessants de la chimie firent croire
autrefois à l'inutilité de ces moyens *trop simples* de
guérison.

Convaincu de l'efficacité de la plupart des plantes de
notre pays ; encouragé par le docteur Henri Cazin, mon
regretté maître, chirurgien de l'hôpital de Berck-sur-
Mer ; et adonné moi-même depuis longtemps à l'étude des
sciences naturelles, je me suis mis à l'œuvre avec toute
l'attention dont j'étais capable. « Cherchez et vous trou-
verez, a dit l'Ecriture », j'ai cherché et je crois avoir
trouvé.

Au moyen des sucs frais de certaines plantes peu con-
nues, j'obtiens dans quelques maladies chroniques graves
des résultats que les médications ordinaires ne m'ont
jamais donnés.

Ces résultats complets seront publiés et analysés dans

l'ouvrage dont j'ai parlé plus haut. En attendant, je me permets de rapporter ici quelques observations concluantes en faveur de cette méthode, que je crois appelée à un brillant avenir.

OBSERVATION I

Anémie profonde, compliquée d'ascite et de prolapsus des organes pelviens. Guérison.

Dans les premiers jours de mai 1896, je fus appelé à donner mes soins, dans un village voisin de ma résidence, à une jeune fille dont l'état me parut, de prime abord des plus sérieux, et qui me donna, à grand'peine, les renseignements suivants :

Agée de 24 ans, Mlle D... F..., (1), servante à Roubaix, a été atteinte l'année précédente d'un érysipèle grave de la face, et, à la suite de cet érysipèle, d'un épanchement péritonéal abondant, que j'ai moi-même évacué par une ponction et qui, à cette époque, *ne s'est pas reproduit.*

Ayant repris son travail deux mois après cette maladie, elle se crut guérie (ce sont ses propres termes) pendant le reste de l'année. Mais depuis le mois de février, elle a commencé à perdre ses forces, elle a pâli, ses digestions sont devenues mauvaises (*sic*) ; des palpitations incessantes, des étouffements fréquents, des crampes d'estomac, un *gonflement énorme de l'abdomen* et des jambes, et *une rétention absolue d'urine* complétaient ce tableau réellement émouvant.

Diagnostic : chloro-anémie grave, compliquée d'infiltration séreuse de nature indéterminée. Au cœur, bruit de souffles de la chlorose. Après un cathétérisme, analyse de l'urine, rien d'anormal ; la rétention d'urine est due à un prolapsus énorme des organes

---

(1) Bien qu'autorisé à publier les noms de ces malades, je n'ai pas cru devoir le faire ici, mais je tiens ces noms à la disposition des personnes désireuses de les connaître.

pelviens ; prolapsus imputable à la faiblesse et au relâchement des ligaments sustenteurs. *Pouls misérable ; aspect squelettique.*

Pronostic : très grave.

Sur ces entrefaites, une lettre que m'adressa la maîtresse de Mlle D.... m'apprit que cette jeune fille avait suivi déjà un traitement des plus énergiques : fer, kola, peptones, régime lacté abondant, etc., etc.

Elle ajoutait *que tout espoir paraissait* perdu, tant aux yeux des médecins qu'aux siens (*sic*), le *sang étant appauvri à tel point* qu'il ne pouvait plus entretenir la vie.

J'avoue que je partageais cette appréhension. En présence de l'inutilité des toniques habituels employés antérieurement *largá manu*, je résolus d'administrer des sucs végétaux.

Après cinq semaines de traitement, Mlle D... était complètement guérie ; quinze jours plus tard, elle retournait à son service, au grand étonnement de ses maîtres et aussi... de ses médecins.

OBSERVATION II

Hépatite interstitielle et néphrite ; ascite datant de onze mois. Guérison complète.

Dans les premiers jours de mars 1897, Mme J... S..., vint réclamer mes soins. Agée de 52 ans, cette dame arrivait d'une localité du Pas-de-Calais (où elle habitait) pour mourir, disait-elle, dans son village natal. Malade depuis un an environ, elle avait, à cette époque, éprouvé des douleurs gastro-intestinales, des nausées fréquentes, des vomissements bilieux, des maux de rein ; puis, presque subitement, en deux jours, de l'œdème du visage, des jambes et de la paroi abdominale, et un épanchement péritonéal abondant apparurent. Un médecin appelé auprès d'elle diagnostiqua « une inflammation du foie et des reins », prescrivit, outre le régime lacté, des diurétiques et des drastiques de toutes sortes, qu'elle prit pendant six mois sans aucun résultat. Visage altéré, bronzé : pouls irrégulier et inégal ; amaigrissement prononcé ; urines rares et albumineuses ; foie petit, presqu'introuvable ; ascite très considérable : tel était le bilan de cette situation dont *l'issue ne paraissait pas douteuse.*

A plusieurs reprises, on lui proposa la paracentèse qu'elle refusa toujours.

J'instituai le traitement sur-le-champ, mais, en raison du mauvais état des voies digestives, il ne fut suivi très régulièrement qu'au bout d'un mois de tâtonnements. Dès lors, l'amélioration fut rapide : en vingt jours, l'urine émise s'éleva à 74 litres. L'appétit revint, les forces reparurent, la teinte cuivrée du visage se dissipa graduellement, le ventre reprit son volume presque normal (la distension exagérée de la peau ne permettant pas une restitution *ad integram*), et je quittai ma malade vers le 15 août. Je l'ai revue plusieurs fois depuis cette époque : sa santé paraît excellente, et elle vaque à toutes les occupations du ménage.

OBSERVATION III

Epilepsie. Guérison.

J.-B .., L..., 20 ans, habitant une petite localité belge, vient me consulter le 1er juillet 1896. D'une complexion délicate, *sans tare héréditaire*, ce jeune homme est sujet à des attaques d'épilepsie de fréquence variable, suivant les saisons, mais *en moyenne*, revenant une fois tous les huit jours. En proie à un découragement profond, ce malade a suivi, depuis son enfance, une multitude de traitements. Seul, le bromure de potassium a éloigné ses accès ; malheureusement, le malade ne tolère plus ce médicament, qui lui cause des « vomissements répétés. »

Je lui administre aussitôt des sucs végétaux frais, qu'il me promet d'employer régulièrement.

Trois mois plus tard, J.-B..., L... était guéri, au moins en apparence. Par mesure préventive, je lui prescrivis encore quelques remèdes végétaux.

Revu en octobre 1897. *Pas d'accès depuis un an.*

OBSERVATION IV

Arthrite déformante polyarticulaire, datant de quinze ans ; arrêt des symptômes morbides ; amélioration considérable.

Mme E... P..., 49 ans, habitant l'Aisne, atteinte de rhumatisme déformant des mains et des pieds, vient réclamer mes soins vers la fin de l'année 1896.

Mère de quatre enfants, dont l'aîné a quinze ans, cette dame a ressenti les premières atteintes de la maladie pendant sa primiparité. L'affection rhumatismale envahit d'emblée les mains et les pieds ; progressivement, lentement, et sans accalmie véritable, des nodosités multiples se développèrent sur les petites jointures, produisirent des déformations caractéristiques et rendirent bientôt la marche des plus difficiles.

Mme E..., P... essaya successivement toutes les médications, tant externes, qu'internes ; bains arsenicaux, térébenthinés ; bains de vapeur, stations des Pyrénées, boues sulfatées, calciques, etc., etc.; iodure de potassium, teinture d'iode, gayac, colchique, arsenic. De guerre lasse, elle me pria instamment de lui donner des sucs végétaux. J'acceptai, *avec incrédulité toutefois*.

Le traitement fut commencé aussitôt, et suivi avec persévérance pendant trois mois.

Une amélioration considérable ne tarda pas à se produire : les douleurs disparurent, les gonflements articulaires subirent une diminution notable ; et actuellement (15 décembre 1897) ma malade fait un kilomètre à pied, seule et sans fatigue, et je ne désespère pas d'une complète guérison.

OBSERVATION V

Tuberculose péritonéale et tuberculose pulmonaire dans la même famille ; résultats remarquables obtenus au moyen des sucs végétaux.

Vers la mi-avril de cette année, je fus mandé dans un bourg insalubre situé à quelques kilomètres de ma localité, pour donner mes soins à deux jeunes filles, deux sœurs, âgées l'une de 23 ans, l'autre de 28 ans. Ayant contracté la grippe presqu'ensemble, trois mois auparavant, ces jeunes personnes n'avaient pu « se remettre » de cette maladie. L'aînée « souffrait continuellement » de l'abdomen ; la cadette était tourmentée par une toux incessante. Toutes deux accusaient une inappétence complète, de la fièvre vespérale, des sueurs nocturnes. Aussi, leur facies, altéré, abattu, laissait-il deviner un découragement profond.

Un examen attentif me fit aussitôt découvrir la cause de ce triste état général : l'aînée des jeunes filles était atteinte de tuberculose péritonéale et mésentérique, procédant comme d'habitude par poussées successives et rapprochées ; l'autre présentait tous les signes de la phtisie pulmonaire au 2e degré.

Je me rappelais, du reste, la cause de la mort de leur mère, qui avait succombé, en 1879, à la tuberculose, de même que deux fils de la maison, âgés de 15 et 20 ans.

Plusieurs confrères, appelés avant moi, n'avaient pas caché au père la gravité de cette situation. D'ailleurs, les traitements employés par eux (pointes de feu, créosote, balsamiques, toniques, collodion sur le ventre) indiquaient d'une manière suffisante leur inquiétude à cet égard.

Découragé, je le confesse, par l'aspect misérable des sujets, par les antécédents héréditaires et la marche rapide de la maladie, j'hésitai plusieurs jours avant d'essayer aucune médication. Enfin, cédant à la prière de ces jeunes filles, et sur la promesse formelle qu'elles me donnèrent de leur persévérance à suivre mes prescriptions, je me décidai à agir.

L'aînée des deux demoiselles est *aujourd'hui complètement guérie*.

La cadette est en très bonne voie ; chez celle-ci, le traitement est continué avec soin ; mais l'état général est redevenu excellent et fait présager une heureuse terminaison.

Qu'on me permette d'ajouter, à cette série d'observations, une remarque qui me paraît nécessaire.

Si j'ai omis, volontairement, de faire connaître le nom des végétaux dont j'ai employé les sucs dans les cas précités, ce n'est pas pour me réserver des arcanes, des secrets thérapeutiques dont je posséderais seul la clef. Ces plantes seront nettement désignées dans un travail prochain. Mais je désire poursuivre mes recherches isolément, obscurément, jusqu'au jour où des conclusions définitives s'imposeront ; et j'ai surtout à cœur d'éviter à ces remèdes nouveaux l'intrusion de l'analyse chimique, moyen infaillible, à mon avis, pour déprécier, des médicaments utiles.

Quelques esprits forts, habitués à soumettre au calcul les phénomènes de la vie, crieront peut-être à l'empirisme. Ne nous laissons pas émouvoir par cette qualification, dont la valeur est, du reste, toute relative. Quand l'art de guérir « *opus divinum,* » cessera de s'appuyer sur l'empirisme scientifique, c'est-à-dire, sur l'expérimentation (Εμπείρα, essai), son existence sera bien compromise. D'ailleurs, reconnaissez, vous, rationalistes, que, journellement, vous sacrifiez à l'empirisme ; c'est l'empirisme qui vous dirige, quand vous saturez vos rhumatisants de salycilate de soude, vos paludéens de quinine, vos névropathes de bromures ; et vous êtes forcés d'avouer que ce sont là vos plus puissants moyens d'action. La plupart des conquêtes thérapeutiques doivent leur origine au hasard ; et, comme l'a dit un délicat penseur du siècle dernier : « Maître hasard fait souvent bien les choses. »

En terminant ce modeste travail, dont le seul but est la réhabilitation médicale des végétaux indigènes, et pour lequel je réclame toute l'indulgence du lecteur, j'éprouve un plaisir véritable à répéter ce que j'ai dit dès les premières lignes : L'étude des plantes est en même temps une occupation profitable et un délassement exquis. Nous, médecins des campagnes, qui ne recueillons souvent, pour prix de nos pénibles labeurs, que la satisfaction intime du devoir accompli, gardons-nous bien d'envier à nos confrères des villes l'éclat trompeur dont ils paraissent entourés. Ouvrons, dans nos rares loisirs, le livre de la Nature ; efforçons-nous d'y découvrir quelque caractère ignoré, quelque remède salutaire. Habituons de bonne heure nos enfants à reconnaître, parmi les fleurs de la prairie, images de leur naïve fraîcheur, les substances bienfaisantes que la Providence nous offre avec une générosité inépuisable ; et quand, au déclin de notre carrière, nous promènerons nos regards sur le chemin parcouru depuis notre première étape, nous nous applaudirons, comme l'empereur romain, d'avoir bien employé notre journée.

Lille. Imp. Camille Robbe.